AF498984

LETTRE A MONSIEUR BOUVART, DOCTEUR EN MÉDECINE DE LA FACULTÉ DE PARIS,

AU sujet de sa derniere *Consultation sur une Naissance* prétendue *tardive* pour servir de Réponse 1°. aux deux Ecrits de M. LE BAS, Chirurgien de Paris; l'un intitulé QUESTION IMPORTANTE; l'autre, NOUVELLES OBSERVATIONS: 2°. A une Consultation de M. BERTIN: 3°. A une autre de M. PETIT, tous deux de l'Académie Royale des Sciences, & Docteurs Régents de la Faculté de Médecine de Paris.

PAR M. LE BAS, Maître en Chirurgie, Censeur Royal, &c.

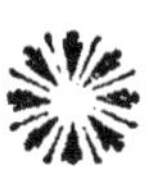

A AMSTERDAM,
Chez CHATELAIN, Libraire.

M. DCC. LXV.

LETTRE

A MONSIEUR

BOUVART.

JE viens de lire, Monſieur, la ſavante Compilation, dont vous avez enrichi la république des Lettres. J'y cherchois à m'inſtruire ſur une des queſtions les plus importantes qui aient occupé les Phyſiciens & les Juriſconſultes. J'eſpérois trouver, dans un Ecrit rempli de tant d'érudition, des lumieres qui auroient pu me tirer de la prétendue erreur où vous me ſuppoſez. Mais quelle a été ma ſurpriſe, de ne rencontrer que des injures, au lieu des raiſons que vous deviez faire valoir contre moi. Il faut avoir bien peu de confiance dans ſa cauſe, pour recourir à une ressource si méprisable, & pour chercher à faire rire, lorsqu'il est question de persuader.

Je n'entreprendrai point ici d'agiter de nouveau la question qui intéresse Renée, en faveur de laquelle j'ai écrit précédemment. Cette question est assez éclaircie; & les gens instruits, les ames sensibles, &, j'ose dire, les personnes honnêtes, ne levent plus aucun doute sur la vertu d'une femme, que vous auriez dû respecter, & sur la légitimité d'un enfant dont vous vous êtes en vain efforcé d'enlever l'état civil, & que vous poursuivez encore dans le tombeau où la calomnie venoit de précipiter son innocente & malheureuse mere.

Je me garderai bien encore d'entreprendre sur les droits de MM. *Bertin & Petit*: ils sont plus capables, que tout autre, de repousser des traits qui tombent émoussés à leurs pieds.

Je m'attacherai donc, Monsieur, à ce qui m'est personnel, & je parviendrai, peut-être, à vous prouver que s'il y a eu de la mauvaise foi dans la maniere de traiter la discussion qui nous occupe, le reproche ne peut en tomber sur moi. L'erreur est malheureusement attachée à l'humanité. Nous pouvons, vous & moi, tomber dans cette foibleſſe ; mais ce que nous nous devons, ce que nous devons aux autres, c'eſt d'errer au moins de bonne foi, & de ne point trahir notre conſcience dans une affaire qui intéreſſe la fortune de nos Concitoyens, & leur honneur qui vaut mieux qu'elle. Vous m'accuſez d'avoir, en déguiſant la vérité, trahi ce noble ſentiment qui doit nous animer ; & il ſera, peut-être, prouvé, à la fin de ma Lettre, que jamais reproche n'a été plus mal fondé, que je ne me trouverai point couvert de la honte qu'on vouloit faire rejaillir ſur moi, & que certainement je ne crois pas avoir méritée.

Je vous avoue d'abord, que je ne conçois pas comment les Parties adverſes n'ont pas ſenti le ridicule que pouvoient leur donner, dans le Public, les opinions contradictoires de leurs Défenſeurs. Ceux de Renée ont toujours tenu un langage uniforme. Ils ſe ſont tous réunis à dire & à prouver, qu'il n'y avoit point de terme prefix pour l'Accouchement, & qu'il pouvoit être prolongé juſqu'au 11e. mois & au-delà. De l'autre côté, on voit deux Ecrivains & quelques Conſultans, attachés à l'opinion de l'un ou de l'autre. Le premier ſoutient, avec une opiniâtreté qui ne s'eſt point démentie dans ſon Supplément, qu'il y a un terme prefix, invariable pour l'Accouchement; que ce terme eſt ſtrictement, rigoureuſement & immuablement de neuf mois, & que tout ce qui naît au-delà de ce terme, doit être privé des effets civils, & regardé comme le fruit de la ſuppoſition & du libertinage: l'autre, que ce terme n'eſt pas auſſi invariable qu'on le penſe, & qu'il peut être retardé d'un mois & dix jours au-delà de neuf mois, & par conſéquent que tous les enfants qui naiſſent dans cet intervalle ne ſont point des bâtards, comme l'aſſure le premier Défenſeur, mais qu'ils peuvent être très légitimes. N'eſt-ce pas ſe jouer de l'attention du Public, que de prétendre ſe réunir en ſoutenant deux ſyſtêmes auſſi oppoſés? Hé! Meſſieurs, ſera-t-on en droit de vous dire, commencez à être d'accord avec vous, avant que de vouloir enſeigner les autres? Vous n'avez pû vous ramener l'un l'autre à une opinion uniforme, & vous vous arrogez le droit de ſubjuguer la nôtre. Ou c'eſt M. Louis qui ſe trompe, ou c'eſt vous-même. Si le premier eſt dans l'erreur, nous devons l'écarter de la cauſe, & le regarder comme un de ces combattans de l'Arioſte, qui, jugés indignes d'entrer dans la barriere, ſe débattoient contre des ombres, pour faire preuves de valeur. Si M. Louis eſt dans les vrais principes, vous tombez vous-même dans la foule des Ecrivains qu'il a confondus, & vous faites un travail inutile à la cauſe que vous prétendez défendre.

Mais, ce que le Public n'apprendra pas avec moins de ſurpriſe, c'eſt que vous ne paroiſſez pas vous-même conſtant dans les Principes que vous établiſſez. Vous avez dit, dans votre Diſſertation Médicolegale, que le terme de l'Accouchement étoit fixé par la Nature à neuf mois & dix jours; car voici comme vous concluez.... » *que devous-nous penſer*, nous ſouſſignés, » qui regardons la durée de la groſſeſſe la » *plus longue*, fixée par Hippocrate à neuf » mois & dix jours, comme entierement » conforme aux loix de la Nature. « Dans votre Recueil d'Aſſertions, vous prolongez ce terme juſqu'à dix mois dix jours: voici vos expreſſions, page 27. » Mais » ces mêmes Auteurs, que l'on produit » contre M. Louis, ſe trouvent manifeſ- » tement pour nous, puiſque nous accor- » dons juſqu'à DIX MOIS & DIX JOURS. «

Il eſt vrai que, ſuivant votre indéciſion ordinaire, après avoir prouvé laborieuſement par mille autorités entaſſées, qui auroient, ſans doute, fatigué le Public ſi vous aviez pris la peine de les diſcuter, mais que vous avez eſſayé d'aſſaiſonner toutes de quelques plaiſanteries, après tout cet étalage, dis-je, vous ſemblez vous repentir de votre indulgence & de votre premier rigoriſme. Voici vos propres expreſſions, que je n'ai pas le talent d'égayer, mais qui méritent d'être approfondies. » S'il ſe trouve quelques différences dans les avis, elles roulent ſur l'eſpace qui s'étend depuis le neuvieme mois » juſqu'au premier jour du onzieme. Sur » cela, il faut obſerver que le terme le plus » ſtricte, qui eſt celui de neuf mois, a été » fixé principalement par les Médecins » *proprements dits*, qui ont traité cet ob» jet relativement à ce qu'ils avoient ob» ſervé dans le cours de la Nature, & fai» ſant abſtraction de toute conſidération » légale. Si les Loix, ſi les Médecins Ju» riſconſultes ont reculé les bornes de ce » terme, on en ſent aſſez la raiſon. Il » n'eût pas été ſage dans une matiere auſſi » importante & auſſi délicate, où il s'agit » de l'honneur des meres & de l'état des

» enfans, de procéder avec la févérité la » plus rigoureufe, & pour ainfi dire, mi- » litairement. Si donc on s'eft déterminé » à accorder cette latitude, ce n'eft pas » qu'on ait penfé qu'elle fût établie par la » Nature. Il eft fenfible que c'étoit *unique-* » *ment* pour fe mettre plus *furement* en » garde contre la poffibilité fuppofée, » quoiqu'inconnue, d'une erreur qui n'au- » roit pu manquer d'être de la plus grande » conféquence.

Permettez moi d'analifer un moment ces expreffions plus que bizarres. *Le terme le plus ftricte, qui eft celui de neuf mois, a été fixé principalement par les Médecins, proprement dits, qui ont traité cet objet, relativement à ce qu'ils ont obfervé dans la Nature.*

1°. On ne vous auroit pas foupçonné la modeftie de vous mettre dans la claffe des Médecins improprement dits, puif que vous vous écartez de l'opinion de ceux que vous appellez *proprement dits.*

2°. Si vous croyez que l'opinion de ces Médecins eft uniquement fondée fur ce qu'ils ont obfervé dans le cours de la Nature; par quelle confidération avez vous la complaifance de vous en écarter? *Il n'eût pas été fage dans une matiere auffi importante & aussi délicate, où il s'agit de l'honneur des meres & de l'état des enfans, de procéder avec la sévérité la plus rigoureuse, &, pour ainsi dire, militairement.*

Je ne saurois vous reprocher une observation aussi sage. Puisqu'elle étoit dans votre esprit, se pourroit-il faire qu'elle ne fût point dans votre cœur ; & il y a bien de la maladresse à fournir vous même une arme aussi puissante, contre un procédé que vous tacheriez en vain d'excuser par les Henningius, les Valeriola, les Hoboken & les Hippocrates. *Si donc on s'est déterminé à accorder cette latitude, ce n'est pas qu'on ait pensé qu'elle fût accordée par la Nature.*

Vous faites donc, Monsieur, l'honneur aux Médecins, de croire, que consultés sur une des questions les plus importantes, ils peuvent manquer de répondre d'après leurs lumieres, & d'après les observations puisées dans les Loix de la Nature. Je laisse à Messieurs vos Confreres le soin de vous remercier d'une découverte qui pourra les mettre à leur aise, s'ils ont jamais à juger sur leur propre conscience. *Il est sensible que c'étoit uniquement pour se mettre plus surement en*

garde

garde contre la possibilité supposée, quoiqu'inconnue, d'une erreur qui n'auroit pû manquer d'être de la plus grande conséquence. Il faut savoir un peu plus que sa langue, pour pouvoir interpréter une phrase dont vous n'avez surement point trouvé de modele dans les Auteurs même Grecs & Latins, que vous avez compilés. Pourriez-vous m'apprendre ce que c'est qu'une *possibilité supposée, quoiqu'inconnue, d'une erreur* ? Si cette possibilité est supposée, elle n'est donc pas réelle. Quant au sens d'inconnue, je le donne à deviner à plus habile que moi. Possibilité d'une erreur! erreur de qui, Monsieur? Est-ce des Médecins, est-ce de la femme? Si c'est de la femme, il étoit ridicule d'accorder cette *latitude*, & on pouvoit constamment se renfermer dans la *Nature*. Si c'est de Médecins, cette possibilité est donc réelle, & non supposée & inconnue. Mais je m'apperçois qu'en voulant interpréter ce qui est inintelligible, je cesserois bientôt de me faire entendre moi-même.

> Spectatum admissi, risum teneatis, amici?
> *Horace.*

Vous dites page 7, » que je me suis trop » appésanti sur les monstres; qu'ils n'ont » rien de commun à la question présente.

Page 8, » que j'ai senti l'inutilité de ce » moyen ; que j'ai recouru à un autre, & » que j'employe les soixante premieres pag. » de mon second écrit, à exposer les dif- » férens systêmes de la génération, & que » cette théorie n'est qu'un jeu de l'imagi- » nation.

1°. Si vous aviez pris la peine de lire mes nouvelles observations, vous auriez vu que j'ai parlé des monstres, pour ré- pondre à M. Louis, qui prétendoit que la Nature étoit invariable dans ses opéra- tions, & pour lui prouver que si elle s'é- cartoit autant de ses loix par la production des monstres, elle pouvoit également s'en écarter pour le terme de la gestation.

2°. Il n'est pas vrai que j'aye abandonné ce moyen, puisque je l'employe de nou- veau dans ce même écrit.

3°. Il est faux que j'aie mis soixante pages à exposer les différens systêmes de la génération ; il n'y en a que vingt-sept, non dans le commencement de mon Ou- vrage, comme vous le prétendez, mais dans la seconde partie ; encore dévelop- pé-je dans ces vingt-sept pages, les systê- mes de la génération, l'accroissement de l'embrion, le méchanisme de la matrice, & ses fonctions lors de l'accouchement.

Je m'étonne que vous n'avez pas compris que cette inexactitude pourroit vous faire ſoupçonner de vous en être rapporté à d'autres pour les livres que vous aviez à analyſer, puiſque vous en impoſez ſur une Diſſertation que vous réfutiez; & que vous deviez avoir ſous les yeux. Quelle foi doit-on ajouter à des extraits d'Ouvrages qu'il a fallu tirer de la pouſſiere des Bibliotheques ? Vos grandes & importantes occupations vous auroient elles empêché de vérifier vous-même tous ces paſſages,& forcé de vous en rapporter au travail d'autrui ? Comme je n'ai pas les mêmes reſſources que vous, je n'ai pû me livrer encore à cet examen, dont je n'aurai garde de charger des amis peu intereſſés à la cauſe. Mais par les infidélités que j'ai déja remarquées, je crois pouvoir préſumer qu'il y aura bien à répondre dans l'amas de vos Aſſertions.

Il faudroit être bien ſubtil, Monſieur, pour avouer avec vous, que la maniere dont vous interpretez le ſentiment d'Hippocrate, eſt auſſi claire que vous le dites. Quoi qu'il en ſoit du ſyſtême de cet Auteur, je vous dois un remerciment de l'honnêteté avec laquelle vous terminez une Notte ſur ce Médecin. Vous me faites un grand crime d'avoir pris le paſſage grec que je rapporte dans Waguer, comme ſi il importoit beaucoup que ces paſſages fuſſent dans Waguer ou autres, dès qu'ils ſont cités fidélement; & à cette occaſion, vous m'appliquez avec votre politeſſe ordinaire ce vers de Fontaine?

Un petit bout d'oreille échappé par malheur.

Cette gentilleſſe digne de vous, mériteroit une réponſe: mais je reſpecte trop le Public, pour me permettre des perſonalités, & pour découvrir par cette voie les oreilles entieres.

Vous êtes admirable dans la maniere de vous approprier des autorités. Dans votre premiere Conſultation, vous vous êtes borné au terme de neuf mois dix jours. Vous avez été accablé dans la ſuite par le nombre d'autorités que nous avons citées. Vous avez alors adroitement étendu le terme de l'accouchement à dix mois & dix jours, pour pouvoir revendiquer en votre faveur, au moins les Auteurs qui alloient juſqu'à ce terme, & il ne tient pas à vous de le pouſſer même juſqu'à onze mois, pour vous appuyer du ſentiment d'Ariſtote. Après avoir grammaticalement expoſé le paſſage de cet Auteur, vous en tirez une conclusion, qu'on ne devoit point attendre de votre Logique. *Reste* » *à savoir si* Aristote a entendu comp- » ter de même qu'Hippocrate, des frac- » tions de mois, pour des mois complets; » dans ce cas, il se trouveroit parfai- » tement d'accord avec lui. Hipocrate. » Quand au reste, il ne l'auroit pas » fait, au moins est-il très certain qu'il » borne au commencement du onzieme » mois, la plus longue étendue que puisse » avoir la grossesse, & par conséquent, » il n'est pas moins pour nous, que contre » nos adversaires. Page 14.

Je vous félicite, Monsieur, d'une si belle découverte, & moyenant cette façon de raisonner, vous n'avez pas eû tort d'assurer à la page précédente, que ce *Philosophe étoit sans contredit de votre avis. Je ne doute* pas même, que par l'effort de cette sublime Logique, vous ne parveniez à prouver, si vous daignez éclairer de nouveau le Public de vos lumieres, que Messieurs Bertin, Petit & moi, sommes, *sans contredit*, de votre avis.

Une accusation de *mauvaise foi*, répétée dans plusieurs endroits de vos Assertions, c'est lorsque je cite en ma faveur des Auteurs qui prolongent le part jusqu'à dix mois, ou dix mois & dix jours: On peut en voir des exemples aux pages 72 & 73 de votre dernier Ecrit.

Ceux qui n'ont pas lû ma Dissertation, seront étonnés de l'inconséquence des principes que vous me supposez ; & ceux qui l'ont parcourue ne peuvent qu'être indignés de la maniere avec laquelle vous cherchez à leur en imposer ; ils feront retomber sur vous-même ce reproche de de *mauvaise foi*, dont vous essayez de m'accabler.

Oui, Monsieur, j'ai cité pour moi des Auteurs qui ne prolongent le terme de la grossesse, que jusqu'à dix mois, ou dix mois & dix jours, & toutes ces citations viennent à l'appui de ma cause. Je n'avois point entrepris de vous combattre ; je connoissois à peine votre premiere consultation, & je n'avois pas cru devoir m'y arrêter, parceque vous essayez sans succès de juger la question, plutôt en Jurisconsulte, qu'en Médecin. D'ailleurs vous ne vous arrêtiez alors à aucun terme, & vous paroissiez vous borner à celui de neuf mois & dix jours. Dans ma question importante, je réfute M. Louis : or ce Chirurgien, qui au moins a été conséquent dans ses principes, établit que le terme de l'accouchement eſt invariablement fixé à neuf mois ; & il me ſuffiſoit de lui prouver que la groſſeſſe pouvoit aller au-delà de ce terme, pour détruire ſon ſyſtême ; c'eſt ce que j'ai fait, & que j'ai cru devoir faire. Suppoſons que deux Savans diſputent entr'eux ſur un point de Chronologie ; l'un donne invariablement l'époque de ſeize cent quatorze, à un évenement quelconque ; l'autre le place environ en ſeize cent dix-ſept, & même au-delà de ce terme, ſans déterminer exactement ni l'année, ni le mois. Ce dernier argumente conſéquemment aux regles de la Logique, en rapportant les autorités qui prolongent la datte en queſtion, à un mois, ſix mois, dix mois, ou un an au-delà du tems préfix & invariable, où le premier la fixoit. Un troiſieme ſe jette au travers des deux combattans, & dit que l'événement peut être arrivé en ſeize cent quinze & peut être même en ſeize cent ſeize, revendique pour lui toutes les autoritées rapportées pour cette époque, & accuſe de mauvaiſe foi l'Auteur qui ne s'eſt point arrêté à une date préciſe, mais qui a combattu celle que ſon adverſaire avoit déterminée. Vous êtes, Monſieur, cet intrus qui vous jettez, ſans être attaqué par moi, dans ma querelle, & qui m'accuſez de mauvaiſe foi, dans le tems où je penſois le moins à vous, pour avoir trop bien & ſurabondamment confondu mon adverſaire.

Non-ſeulement j'ai pû, j'ai du oppoſer à M. Louis, tous les Auteurs que vous vous attribuez ; mais j'ai à vous remercier de venir à l'appui de mon ſyſtême ; il eſt glorieux pour moi de pouvoir citer en ma faveur un homme auſſi célebre, & je vous remercie du grand nombre de citations nouvelles que vous prenez la peine de me fournir. Réuniſſons nous donc, Monſieur, pour prouver à M. Louis qu'il eſt faux que la Nature ſoit invariable dans ſes productions, qu'il eſt faux qu'il y ait un terme préfix & conſtant pour l'accouchement, qu'il eſt faux que ce terme ſoit immuablement de neuf mois.

M. Bouvart, le célebre M. Bouvart, conſulté comme M. Louis par les héritiers de Charles, trouve ſon ſyſtême inſoutenable. Il admet des parts de dix mois dix jours, & le prouve par une infinité de citations ; il va preſque juſqu'au onzieme mois avec Ariſtote, & de proche en proche, il pourra devenir demême avis que mes Conſultans. Toujours eſt-il certain qu'il ne détermine point de terme préfix, qu'il prolonge ce terme d'un mois & dix jours ; & si en balançant les autorités qu'on peut encore lui opposer, il en trouve un plus grand nombre de ceux qui admettent la possibilité du part à onze mois, il s'étendra jusques - là, pourvû cependant qu'il imagine que l'accouchement de Renée a été retardé de quelques jours de plus. Il a seulement à conclure que son enfant n'est pas légitime, toutes les autres variations lui sont indifférentes. Mais puisque vous admettez la possibilité des accouchemens à dix mois dix jours, pourriez vous me dire par quelles raisons Physiques l'enfant qui a véçu un mois & dix jours au - delà du terme ordinaire, ne peut pas vivre encore dix, vingt & trente jours de plus ?

Et eris mihi magnus Apollo.

Pour détruire par des autorités l'opinion de M. Louis, qui ne reconnoît que le neuvieme mois pour le seul terme qui soit au vœu de la Nature, je lui réponds page 30 de ma question importante, que Sennert ne reconnoît pour accouchement à terme, que celui qui se fait dans, ou à peu près le tems fixé par les Loix de la Nature ; je cite le passage de cet Auteur.

Je dis enſuite que ce Médecin s'accorde avec Ariſtote, ſur la variété du tems de la geſtation des femmes, & qu'il adopte avec Pline l'accouchement qui ſe fait dans le cours d'un an, pourvu que l'enfant vive ; on en trouve également le paſſage & l'addition qui porte que Sennert n'oſe affirmer que l'enfant né avant le terme de ſept mois ne, ſoit pas viable Je me ſers du mot viable, pour me faire entendre de M. Louis. Je rapporte enfin les raiſons ſur leſquelles Sennert établit ſon opinion pour ce terme, *vraiment terme*, & qui eſt dans l'ordre, pourvû que l'enfant vive.

Je paſſe enſuite à la légitimité du terme de huit mois qu'Hyppocrate a proſcrit du regiſtre de la nature, & que vous n'oſerez, je l'eſpere, rejetter, à l'imitation de cet ancien : & je dis, Pline, Varron, Gellius, Cardan, *Marſile Ficin*, ſont contraires au ſentiment d'Hyppocrate, qui prétend que l'enfant né à huit mois ne peut vivre ; toujours à deſſein de faire entendre à M. Louis que le terme de neuf mois n'eſt pas le ſeul qui ſoit adopté par les Auteurs de bon alloi.

Piqué, ſuivant les apparences, du peu de ſuccès de M. Louis avec lequel vous partagez le désagrément de n'avoir que de mauvaises raisons à donner, vous croyez m'en imposer en escamotant subtilement ce que j'ai rapporté aux pages 30, 31 & 32, de ma question importante, vous vous félicitez après ce tour d'adresse, & prétendez triompher à la page 36 de votre compilation. *Marsile Ficin, M. le Bas, pag. 52 de sa question importante, comprend le nom de cet Auteur avec ceux de vingt autres, qu'il donne comme protecteurs des longues grossesses; nous ne connoissons point d'ouvrages de Marsile Ficin, où il marque avoir adopté ce sentiment, & M. le Bas n'en indique point, &c.* Ensuite, vous osez, Monsieur, traiter Marsile Ficin d'*estravagant du premier ordre, & la preuve en est, son traité intitulé : de vitâ validâ & longâ cœlitùs comparandâ. Moguntiæ* 1647. Vous n'aimez pas à être contrarié, & vous savez payer par les injures quiconque a pris ce parti sans cependant vous connoître.

Hé! bien, Monsieur, apprenez que c'est précisément dans ce Traité que vous prétendez connoître que j'ai pris la citation rapportée. Prenez la peine de vous faire plus exactement l'apologie des Auteurs lorsque vous voudrez en parler, faites vous les lire enfin ſi vous n'avez pas le loiſir de les parcourir vous même, & apprenez que je n'étois pas obligé de vous prévenir par une indication, avant que d'avoir été prévenu moi-même qu'elle vous ſeroit quelque jour d'une auſſi grande utilité :

Quodcumque oſtendis mihi ſic, incredulus odi.

Vous n'êtes pas plus adroit dans le reproche que vous me faites ſur ma citation d'Heffter. Le même génie qui vous inſpiroit vous a ſans doute empêché de remarquer que je ne citois cet Auteur que pour déterminer par degré de comparaiſon le tems de la geſtation, celui des accroiſſemens de l'embrion, comme je m'en explique clairement après avoir rapporté le paſſage d'Heffter. Par cette inattention, vous avez, ſans vous en appercevoir, conclu pour moi en écrivant : *Qui eſt-ce qui doute de ce fait qui eſt très vrai relativement aux parts de ſept & huit mois, même de neuf, car il y a des enfans qui ſont viables à tous ces termes?* Je commence à croire que vous avez quelque deſſein de vous ranger de mon parti, & que ſans un peu de reſpect humain & d'amour propre, vous vous détermineriez à franchir le pas qui vous reſte à faire.

Weslingius est un Anatomiste, à qui M. Petit fait l'honneur de le ranger de son côté, & cela par un excès de confiance en M. le Bas, qui en fait de même, page 66 de ses nouvelles observations. Cependant dans Weslingius, Amst. p. 112, (où plutôt dans tout le chapitre indiqué par M. le Bas) que nous avons lu & relu attentivement, nous n'avons pas trouvé un seul mot qui fût relatif au terme de la grossesse. Je dis page 66, qu'on peut s'assurer du sentiment de Spigel, de celui de Gerard Blasius, chap. 8, pag. 107, de ses commentaires sur Jean Weslingius, duquel Blasius l'opinion sur la grossesse s'accorde avec celle de Spigel. M. Petit, je l'espere, vous dira deux mots de cette apostrophe; je ne cite point Weslingius comme ayant parlé de la grossesse, mais seulement Blasius, pag. 107 de ses commentaires sur Weslingius. De quels termes caractériser cette remarque de M. Bouvart sur Weslingius? Je laisse au Public à le juger.

Celle que vous faites sur Silvius n'est pas plus heureuse; puisque vous êtes, Monsieur, si sévere pour les autres, vous devriez mieux châtier vos ouvrages & leur donner l'attention que j'ai refusée (à votre avis) à la section vingt unieme, ne l'ayant, *ſuivant toute apparence pas lue.* Il étoit dans les regles que vous n'y euſſiez pas plus manqué à la dix-ſeptieme ſection du même ouvrage. Vous y auriez compris qu'il n'y eſt pas marqué, comme vous l'avancez, que ces expreſſions, *le tems le plus naturel*, ce terme par excellence, n'exclut pas un autre terme, mais même font entendre que l'Auteur en admettoit d'autres en ſe ſervant de ce degré de comparaiſon.

Philippe Hoffman, rapporte ſuivant M. le Bas, pag. 128, *de ſes nouvelles Obſervations, que les Avocats les plus verſés dans la Juriſprudence délibérerent en faveur de la légitimité de l'enfant né dans le quatorzieme mois de la groſſeſſe de ſa mere. M. le Bas a oublié ou veut oublier qu'à la page* 118 *il a déja cité la même hiſtoire en latin.* Voyons où eſt le crime. Ma répétition rend-elle l'hiſtoire fabuleuſe ? Faites donc attention, vous qui faites l'entendu, que c'eſt tout au plus un pléonaſme. Je fais 1°. remarquer qu'elle eſt dans Godefroy. 2°. Dans Hoffman, dont la réputation dans la médecine équivaloit à celle du célebre Juriſconſulte, que j'ai cité bien plus pour effacer Brillon qui n'eſt qu'un compilateur, qu'autrement. *Quoi qu'il en ſoit*, *la décision des Avocats sur le part de quatorze mois que M. le Bas nous cite*, ne *sauroit faire la moindre impression, puisqu'il ne s'agit ici ni d'un Jugement prononcé par un Tribunal, ni d'une décision Médicolegale.* Je demanderois à tout autre qu'à vous, s'il faut plus que le sentiment des Jurisconsultes & des Médecins, pour décider une question Médicolégale, & plus que cette décision pour former un Jugement.

En attendant que le tems me permette de répondre aux imputations que vous me faites, je crois devoir me justifier du crime de m'être efforcé de donner la torture au texte de M. Buffon. Si j'ai pour moi ce célebre Physicien dont l'autorité est d'un si grand poids, vous devez passer condamnation. *Mais lorsque le fœtus n'aura pas acquis dans ce tems de neuf mois ce même degré de perfection & de force, il pourra rester dans la matrice jusqu'à la onzieme & même jusqu'à la douzieme période, c'est-à-dire, ne naître qu'à dix ou onze mois, comme on en a des exemples* *.

Faites-moi le plaisir, Monsieur, de dire qui de nous deux a tort ? Quel est ce-

* Histoire Naturelle de M. de Buffon, pag. 135 & 136.

lui qui cherche à en imposer ? J'aime encore mieux m'en rapporter à un ouvrage avoué par M. de Buffon, qu'à une lettre qui ne subsiste que parceque vous le dites avec M. Louis, & qui ne peut se concilier avec les Ouvrages de ce Naturaliste. Vous ne pouvez nier pour le coup que c'est manquer de bonnes raisons, que de chercher ainsi des témoignages mandiés, & feindre d'ignorer ceux qui portent avec soi un caractere d'autenticité.

Quand on a commis volontairement une erreur, on ne doit pas rougir de se rétracter, aussi prends-je ici occasion de le faire. J'ai rapporté, d'après Langius, l'exemple d'une grossesse de onze mois, & j'ai placé cet Auteur parmi ceux qui croient à la possibilité de celle de dix mois. Avec un peu moins de sévérité on verra que la premiere faute est un *lapsus calami*, & la seconde l'effet de la préoccupation. Au reste, si je me suis trompé, ce n'est qu'à mon désavantage, & cette erreur ne fût jamais de la moindre conséquence dans l'affaire présente.

Mais je dois vous savoir bon gré d'avoir relevé cette faute. Par-là, vous apprenez au Public que la grossesse dont Langius fait mention étoit de douze mois, ce qui

nous

nous fournit une nouvelle preuve contre votre opinion. Je ne veux pas m'amuſer à combattre l'interprétation que vous donnez au texte de Langius. Je vous obſerverai ſeulement que ce moyen de tourner le ſens des Auteurs, de les interpréter pour les ranger de ſon côté, n'eſt pas le plus honnête : mais devez-vous nous faire un crime de croire Langius ſur ſa parole ?

Toujours dans l'erreur à l'égard de la groſſeſſe de douze mois rapportée par le même Langius, & que je croyois de dix ; j'ai fait venir à l'appui de cet exemple celui que raconte Amatus Luſitanus, & j'ai dit expreſſément que le dernier avoit été de dix mois au rapport de Braſſavola.

Enfin on voit que j'ai fait peu de cas de ces autorités que j'ai rapportées par ſurabondance de preuves, puiſque j'ai obſervé, 1°. que Langius avoit appuyé ſon opinion ſur celle d'Hyppocrate, Auteur, que je je croyois & que je crois encore obſcur. 2°. Que tous les autres Auteurs n'étoient pas d'accord entre eux. 3°. Que j'ai appuyé mon opinion ſur des autorités que j'eſtimois d'un plus grand poids.

Mais au moins, Monſieur, pour diſſiper le nuage dont vous voulez couvrir ma bonne foi, faites l'effort de rapporter ce qui eſt à la ſuite du paſſage que vous attaquez ; vous y verrez qu'en continuant de fournir des autorités qui confirment la réalité & la poſſibilité des accouchemens à dix mois, je rapporte celle de Zacchias qui dit au premier livre, quinzieme queſtion, pag. 64, de ſon Traité Medico-legale, *nono & decimo menſe naſci partum perfectum*, ce qui dément M. Louis qui a rangé cet Auteur dans ſon parti ; celle de Salomon qui s'exprime ainſi, chap. 7, verſ. 1, du livre de la Sageſſe : *Decem menſium tempore, coagulatus ſum in ſanguine, ex ſemine hominis :* de Mauriceau dont la 120me obſervation, pag. 70, conclut en notre faveur pour ce terme ; de Spigel qui penſe de même, pag. 72 de ſa lettre ſur l'incertitude du terme de la groſſeſſe : *ſemper ferè partus cadit in nonum ac decimum menſem* ; de Cyprian qui raconte l'hiſtoire d'un accouchement à onze mois, avec les circonſtances de la groſſeſſe, pag. 18 de ſa lettre écrite à ce ſujet ; de l'Encyclopédie de Dolæus, liv. 5, chap. 7, pag. 936, où il eſt fait mention des accouchemens d'enfans tant vivans que morts au-delà de neuf mois, & de Bartholin, qui, dans ſon Traité des voies extraordinaires pour accoucher, pag. 13, chap. 2, donne pour cauſe du prolongement de la groſſeſſe au-delà de dix mois, & pour celle des accouchemens à ce terme, la trop grande capacité de la matrice, ou le trop de ſucs nourriciers qu'elle contient, & de la part du fœtus, la foibleſſe, &c.

Enfin pour vous convaincre que j'ai erré de bonne foi, liſez les Auteurs que je cite enſuite comme partiſans du terme de onze mois, & qui le ſont en effet; tels que Gellius, Sennert, Poſner, Godefroi, Bartholin, &c. Mais je reviens à Poſner. La citation que je fais de cet Auteur, vous donne ce me ſemble encore de l'humeur. *Il écrit*, dites-vous, *ſeulement*, que *Pierre d'Appone aſſuroit qu'il étoit né à 11 mois, & que comme de pareils exemples ſont rapportés par pluſieurs Auteurs dont la plûpart ſont ſuſpects, cela a excité des diſputes entre les Savans ſur le véritable ſens d'Hyppocrate & d'Ariſtote; il faut conſulter ſur cela Frédéric Bonaventure, François Variola, Paul Zacchias, Alphonſe Acarranza, & Henningius Arniſæus. Au reſte, parmi ceux qui reconnoiſſent des parts de onze mois, il n'y en a peut-être pas un qui les qualifie de parts que l'on voie ſouvent & qui ſoient conformes aux loix de la nature.*

Vous abusez furieusement, Monsieur, de ces expressions, *selon les loix de la nature*; *conformément aux loix de la nature.* Qui est ce qui doute que selon les loix ordinaires de la nature, la grossesse est de neuf mois, & que les cas des grossesses prolongées sont rares, parcequ'on n'y a pas assez fait d'attention ? M. Bertin, M. Petit, ni moi, ni tous les Consultans, ni tous les Auteurs que vous citez, n'avons jamais prétendu dire que les longues grossesses sont communes & très ordinaires. Il nous suffit de prouver que la nature varie dans ses loix, qu'il y a des exemples de longues grossesses, que ces grossesses sont admises par la nature; qu'elles sont possibles & réelles, que celle de Renée est dans cet ordre, ainsi que les faits que nous rapportons. Mais vous confondez partout les les termes, les idées, les définitions.

Si vous vouliez donner la moindre attention, Monsieur, vous verriez, 1°. que le soupçon de défaut de gravité que reconnoissoit Posner, ne tomboit pas sur Pierre d'Appone, mais sur plusieurs Auteurs. 2°. Que les disputes qui ont été excitées parmi les Savans dont il parle se réduisoient à l'interprétation du véritable ſens d'Hyppocrate, &c. 3°. Que Poſner, dans ces circonſtances, renvoie aux cinq Auteurs que vous rapportez, qui ſont le plus de ſon goût, parmi leſquels ſans compter les autres qu'il ne nomme pas, Henningius Arniſæus, & Zacchias, ne vous en déplaiſe, ſont partiſans des longues groſſeſſes. Vous remarqueriez enfin qu'il ne regarde pas comme certain que parmi les Auteurs qui croient à la poſſibilité des parts de onze mois, il ne s'en trouve point qui les *qualifie de part que l'on voie ſouvent, & qui ſoient conformes aux loix de la nature.*

Vous prétendez encore jetter à coup sûr un doute ſur l'opinion de Mauriceau, de MM. Levret & Wanſvieten. Je me flatte de vous l'éclaircir quelque jour, en dépouillant à loiſir tout le faux dont vous avez couvert les ſentimens de ces Auteurs & pluſieurs autres. On ne trouvera pas alors Dolæus ni Wedelius ſi rigides que vous les faites en les interprétant à diſcrétion. Au reſte, on a vu que tout ce que j'ai rapporté de quelques-uns de ces Auteurs étoit plutôt à deſſein de montrer leurs contrariétés, que d'en tirer parti, n'étant point dans l'indigence des preuves les plus authentiques de la certitude de mon aſſertion.

Pour compléter la plaiſanterie, vous donnez libre cours à votre imagination ſur Arniſæus doublé & partagé en deux ; & à l'exemple de M. Louis, unique en ce genre, vous faites alluſion à l'Académie d'Hemſtatd que j'ai appellée du nom de Juliers : mais il ſembleroit à vous entendre, qu'il n'y eût qu'un ſeul Arniſæus ; cependant on en compte deux, Henningius & Frédéric. Mais ce qu'il y a de plus plaiſant, c'eſt que vous vous trompiez ſur le nom d'une ville de France (quoique votre patrie), après m'avoir argué ſur une ville d'Allemagne dont je n'ai parlé que d'après un plus habile homme que vous, que M. Louis & moi.

La fille de Léipſick dont l'hiſtoire eſt rapportée par Bartholin, étoit, dites-vous, une proſtituée, *meretricula*. Penſiez-vous, 1°. que la qualité d'une jeune fille devenue groſſe eût beſoin de Commentateur pour être caractériſée ? Le nom latin eſt ſupportable à l'oreille d'un François ; mais il ſeroit malhonnête, exactement rendu dans ſa Langue : & par état, cette verſion ne vous va pas plus qu'à moi.

2°. Que cette qualité lui eût ôté la faculté de concevoir ?

3°. Auriez-vous oublié, ou n'avez-vous pas appris, que priſon, ou maiſon de force, s'expriment indiſtinctement en latin par le mot *carcer?*

4°. Que nous n'avons pas dit que la jeune fille en queſtion n'eût point eu de viſites d'aucunes perſonnes d'un ſexe différent du ſien ?

5°. Croyez-vous que, ſans conſulter la 96e page de mes nouvelles Obſervations, on vous en croira ſur votre parole ? N'y lit-on pas que le Médecin, qui étoit un homme, & qui plus eſt, *honnête*, lui rendit des viſites, & que voyant le neuvieme mois de groſſeſſe accompli, il lui fit des fomentations de plantes émollientes ſur le bas-ventre, à deſſein de détacher une mole qu'il croyoit adhérente à la matrice, juſqu'au ſeizieme mois, où elle accoucha d'un enfant vivant qui vécut deux jours ?

Le volume de la tête change-t-il l'ordre de la groſſeſſe, celui de l'accouchement, le caractere de l'enfant, la vitalité même, puiſque l'enfant a vécu deux jours, & qu'un embryon ne vit pas deux heures ? Vous ne deviez pas plus mettre de côté les circonſtances que vous avez paſſées ſous ſilence, & dont parle Bartholin, que celles que vous avez crues néceſſaires pour donner du relief à votre affaire. Mais j'oublois que vous regardiez l'altération d'un texte, comme quelque chose de merveilleux, & que ce défaut vous devient habituel.

M. Panenc, qui demeure à Arles, & non à Aix, comme vous deviez l'avoir lu, est aussi croyable que M. Bouvart. Ainsi, quoi qu'en dise ce dernier, le bon sens admettra les remarques raisonnables & concluantes du premier sur la réalité des accouchemens tardifs, nonobstant toute opposition & appellation de M. Bouvart.

Il lui dira encore que Mme. Reffatin, dont la réputation est aussi éclairée des lumieres de la théorie, que solidement établie par la pratique & la fidélité, a été en droit, & nous, d'après son observation, de croire, & de dire à M. Bouvart, que l'époque des trois variations périodiques est *un argument de la plus grande force* de l'impregnation de la femme Giraud qu'elle a accouchée. Nous prévenons même M. Bouvart, incrédule ou crédule *ad nutum*, que cette Bucheronne vient d'avoir une évacuation périodique pour la quatrieme fois; qu'elle est devenue grosse à la suite pour la quatrieme fois, à ce que croit Mme. Restatin, & que notre intention

est

eſt de ſuivre ce phénomene avec plus d'exactitude & de ſuccès, que M. Bouvart ne travaille à la polémique. Notre rapport ne manquera pas de la fidelité requiſe pour être agréé du public.

La derniere partie de votre Recueil d'aſſertions, la ſeule où vous vous ſoyiez permis de parler d'après vous-même, eſt pleine d'erreurs impardonnables à un Médecin qui prétend, par les mêmes rêveries qu'Hippocrate peut-être, ou par d'autres voies inconnues à cet honnête homme, défigurer l'art de guérir. MM. Bertin & Petit, auſſi excellens Médecins, qu'Anatomiſtes profonds, & tous mes Conſultans, dont la plupart ſont Accoucheurs, & plus en état que vous de prononcer ſur ce qui eſt relatif à la groſſeſſe, vous prouveront combien vous vous êtes écarté de la nature dans votre théorie. J'ai étudié, j'ai enſeigné cette matiere, je dois la ſavoir par état; & je vous dirai que je n'ai pas envie d'ennuyer, à votre imitation, le Lecteur d'une diſcuſſion qui lui devient inutile.

Je terminerai ſeulement ma Lettre par quelques remarques ſur Hippocrate, après avoir donné à votre théorie l'attention que je crois devoir au public.

Depuis votre premiere conſultation,

vous avez ſenti le ridicule qu'il y avoit pour un Médecin, de ne s'occuper que du Droit. Aujourd'hui vous mettez au jour vos idées ſur la maniere dont ſe fait l'accouchement. L'étendue que vous donnez à l'examen des citations, & la ſobriété avec laquelle vous parlez de la nature de l'accouchement, prouvent aſſez que l'art de compiler, & cela avec plus d'un aſſocié, vous eſt plus familier que celui de raiſonner Phyſique. Mais, que nous apprenez-vous ? Que l'accouchement de ſept mois n'eſt pas naturel ? M. de Buffon prétend le contraire : MM. Bertin & Petit, avec une infinité d'autres, vous ſont oppoſés : & vous ſeul, Monſieur, vous qui qui n'avez jamais eu la réputation de ſavoir comme eux la Phyſiologie, ou qui, du moins, n'en avez donné aucune preuve publique, vous qu'on ne connut jamais dans Paris comme Accoucheur, vous prétendez l'emporter ſur la déciſion de ces grands hommes ! Sur quels principes vous appuyez-vous ? Tous les Accoucheurs, dites-vous, conviennent que, ſur dix enfans nés à ſept mois, à peine y en a-t-il un qui parvienne à l'âge de puberté. Ditesnous, Monſieur, ſi, entre ces Accoucheurs, il en eſt quelqu'un qui ſoit connu ? Compteriez-vous parmi eux, par exemple, M. Puzos, ou M. Levret, du ſentiment deſquels vous annoncez être autoriſé, & de leur aveu ? Vous auriez bien dû au moins prendre ce dernier pour Conſultant, afin de mettre en évidence le conſentement qu'il vous a donné, & avoir dans votre parti quelqu'un qui pût raiſonner théorie & pratique d'accouchemens.

Mais ſuppoſons, contre toute vraiſemblance, pour vous ſatisfaire, que, ſur dix enfans nés à ſept mois, à peine un parvienne à l'âge d'adoleſcence, du moins le dixieme ſeroit le fruit d'un accouchement naturel; & ſi, ſur ces dix accouchemens, on en rencontre un naturel, la preuve tirée de ces accouchemens demeure dans toute ſa force, parceque, ſi, ſur dix fois, la groſſeſſe peut être une fois naturellement devancée de deux mois, pourquoi la même choſe ne peut-elle pas arriver dans le retard? Vous donnez un ſur dix dans le premier cas: on ne vous demande qu'un ſur mille & dix mille dans le ſecond.

Vous prétendez que des mammelons réciproques ſervent à l'agglutination du délivre avec la matrice. Ce délivre, ajoutez-vous, eſt rempli d'arteres & de veines; & comme vous ne ſpécifiez pas le genre de ces vaiſſeaux, on a lieu de les croire ſanguins. Vous établiſſez enſuite une *circulation entre la matrice & ce corps; mais les vaiſſeaux du placenta* (corps molaſſe) *ne tiennent à ceux de la matrice, que par un ſimple contact. Voilà quel eſt l'état de la matrice dans le tems de la groſſeſſe.* Le fœtus parvenu à ſa maturité (*ce qui arrive toujours à neuf mois*), le ſang de la mere, qui ne trouve plus la même facilité à ſe diſtribuer dans ce petit corps, employe la force de ſon impulſion à ébranler peu à peu l'exacte adhéſion qui uniſſoit le placenta avec la matrice. Comme Winſlow, Heïſter, &c. . . . n'ont jamais fait mention des mammelons de ce viſcere pour l'uſage que vous leur prêtez; que je n'en ai pas obſervé moi-même qui ai étudié cette partie plus que vous, & qui l'ai profeſſée à la Charité de Paris, on ſeroit donc en droit de vous nier leur exiſtence. On pourroit encore ſoutenir avec M. de Buffon, qu'il n'y a point de circulation de ſang établie entre la mere & le fœtus, puiſque les veines du placenta ne s'ouvrent pas dans la matrice; *car l'expérience eſt contraire à cette opinion. On a injecté les arteres du cordon ; la liqueur eſt revenue en entier par les veines, & il ne s'en eſt échappé aucune partie à l'extérieur. D'ailleurs, on peut tirer les mammelons des lacunes où ils ſont logés, ſans qu'il ſorte du ſang, ni de la matrice, ni du placenta : il ſuinte ſeulement de l'un ou de l'autre une liqueur laiteuſe.* Hiſt. Nat. Tom. 1, p. 108.

Ceux qui connoiſſent les forces du ſang artériel dans les parois des vaiſſeaux les plus élaſtiques, & la tendance qu'ont les chairs à ſe reprendre, ne pourront s'empêcher de rire du prétendu ſimple contact que vous ſuppoſez entre les vaiſſeaux molaſſes du placenta, & ceux de la matrice. Vous-même, vous ſeriez fort en peine de réaliſer votre ſuppoſition par des expériences bien conſtatées. Enfin, n'eſt-on pas en droit de nier cette pléthore qui force & détache le contact des vaiſſeaux, ſi les ſaignées, faites vers les derniers tems de la groſſeſſe, qui diminuent la quantité de ſang & ſon effort contre les parois des vaiſſeaux, hâtent plutôt l'accouchement, qu'elles ne le retardent.

Mais il vous reſte encore deux problêmes à réſoudre ; 1°. Quelle eſt la cauſe qui engage les mamellons du placenta, dans ceux de l'uterus ; 2°. Pourquoi le fœtus arrivé au terme de neuf mois, eſt-il toujours parvenu à ſa maturité. Quand vous aurez donné la ſolution de ces deux problêmes, vous ſerez alors ſeulement en état de prononcer ſur la queſtion propoſée. Tout ce que vous avez pu dire auparavant, & tout ce que vous ajoutez ſur la cauſe de la contraction de la matrice, n'eſt qu'un aſſemblage de différentes hypotheſes, de chacune deſquelles vous vous êtes approprié un morceau. Ainſi M. Roederer, & M. de Buffon, pourroient revendiquer, l'un les mamellons, & l'autre l'action du ſang; & vous feriez alors le Geai de la fable.

Pour finir, je voudrois vous demander comment vous pouvez concevoir que le fœtus puiſſe reſter un mois de plus dans le ſein de ſa mere, ſi l'accouchement eſt l'effet de la pléthore des vaiſſeaux de la matrice, ſi ces vaiſſeaux s'engorgent à raiſon de la maturité du fœtus, & ſi cette maturité arrive néceſſairement à 9 mois: tout cela, Monſieur, ne s'accorde gueres. Il faut ou que vous renonciez à votre théorie, ou que vous déſavouiez cette derniere Conſultation pour revenir à la premiere.

Tous les cas d'inflammation de matrice

des femmes grosses, ne sont pas suivis d'avortement : cependant dans ces cas, la cause déterminante de l'accouchement est bien plus forte que dans le part naturel ; cette cause sera donc quelquefois insufisante, & pour lors elle est mal indiquée.

Nous avons dit dans notre Consultation, qu'Hippocrate a une maniere fort obscure de compter les mois : vous prétendez, au contraire, qu'il s'est fait entendre on ne peut pas plus clairement sur l'objet en question, & que c'est un très-grand avantage, que d'avoir pour soi *le Prince de la Médecine.* Comme parmi les différens Auteurs qui, écrivant pour ou contre les naissances tardives, se sont appuyés de l'autorité d'Hippocrate, il n'en est aucun qui ne prétende l'avoir de son côté ; le lecteur voit assez que nous avions eû raison de dire qu'il étoit difficile d'expliquer Hippocrate, & que sa maniere de compter est fort obscure. Mais, supposons qu'il se soit expliqué *on ne peut pas plus clairemet*, son autorité doit-elle être d'un si grand poids ? Nous croyons que tout ce qu'Hippocrate a dit sur la grossesse & l'accouchement est fondé sur des principes ruineux & méprisables.

En effet écoutons le ; *l'enfant cherchant une nourriture plus abondante que celle qu'il a, rompt à coups de pieds ses enveloppes, &, délivré de cette chaîne, se montre au jour, ce qui pour le plus long terme, arrive dans l'espace de dix mois.*

D'après ce passage, Monsieur, n'est-il pas manifeste qu'Hippocrate faisoit dépendre la nécessité de l'accouchement, du besoin qu'avoit le fœtus d'une nourriture plus abondante, de la rupture des membranes, &c. Le peu de réalité de cette derniere cause, son insuffisance étant même aujourd'hui démontrée, on sent le peu de cas qu'il faut faire de l'autorité, à qui elle a servi de fondement. Le sentiment d'Hippocrate eût été très-important, si, dans les observations qu'il a recueillies, & dans celles qu'il a faites lui-même, on ne trouvoit aucun vestige d'accouchemens tardifs. Mais il s'en faut de beaucoup que cela soit ainsi, puisqu'il avoue qu'il y a *des femmes qui croyent avoir porté plus de dix mois, qu'il le leur avoit même souvent entendu dire : il est vrai qu'il ajoute, qu'elles se sont trompées. Car lorsque leur matrice s'est engorgée de flatuosités,*

leur

leur ventre (ce qui arrive ſouvent) ſe gonfle & prend du volume ; alors elles croyent être groſſes.

Mais, comment Hippocrate a t-il pû aſſurer que la groſſeur du ventre qui dans ce cas a dû être ſuivie de la groſſeſſe juſqu'à en impoſer à la mere, comment, dis-je, a t'il pû aſſurer que cette groſſeſſe provenoit de flatuoſités.

Pour le faire, il eût fallu avoir des ſignes certains de la véritable groſſeſſe;alors peut être Hippocrate auroit-il convainçu d'erreur les femmes qui ſe diſoient groſſes ſans l'être. Or voici les ſignes auxquels Hippocrate veut qu'on connoiſſe la groſſeſſe dans les premiers mois.

Si vous voulez connoître ſi une femme a conçu, donnez lui avant le ſommeil une boiſſon d'hydromel, & ſi les coliques lui prennent, c'eſt une marque qu'elle a conçu, s'il en arrive autrement, c'eſt une preuve du contraire.

Ajoutons à ces ſignes, ceux qu'il donne avec la même confiance, pour connoître celles qui ne peuvent concevoir.

Si une femme eſt ſterile, & qu'on veuille ſavoir ſi elle peut concevoir, après l'avoir enveloppée dans ſes habits, expoſez ſes parties à une fumigation ; & ſi l'odeur par-

courant tout le corps, remonte jusqu'à la bouche & au nez, c'est une preuve que la stérilité ne vient pas de son côté.

Un homme qui raisonneroit de cette façon, seroit-il bien reçu dans ce siecle-ci ? Seroit-il en état de consulter dans l'affaire présente, & sa Consultation ne feroit-elle pas rire les Juges, plutôt que de les persuader ? C'est cependant la façon de penser d'Hippocrate. En général, on peut dire, sans trop hazarder, qu'il ne connoissoit ni le mystere de la génération, ni l'art des accouchemens. *Ce Prince de la Médecine* assuroit encore de sens froid que,

Quand une femme portoit deux jumeaux, si une mamelle s'affaissoit, elle avortoit de l'un des fœtus, & que si cette mamelle étoit la droite, l'avortement étoit d'un mâle ; celui des femelles au contraire suivoit l'affaissement de la mamelle gauche.

Que la femme grosse d'un garçon, étoit plus colorée que celle qui ne l'étoit que d'une fille.

Que les mâles occupoient la partie droite de la matrice, les femelles la gauche le plus ordinairement.

Selon cet Auteur, *le fœtus étoit affoibli par l'évacuation des menstrues pendant la grossesse.*

Enfin, il proſcrivoit la ſaignée pendant ce tems ; il ne reconnoiſſoit qu'une maniere d'extraire l'enfant de la matrice ; il prétendoit qu'à huit mois, les enfans n'étoient pas viables. N'ajoutoit-il pas même foi aux nombres de Pythagore, &c. &c.

Combien d'autres erreurs ne pourrions nous pas lui reprocher ?

Voilà pourtant, Monſieur, ce que dit Hippocrate ſur les groſſeſſes & les accouchemens ?

Voilà à quoi ſe réduit l'autorité de ce grand homme, dont vous faites tant de cas, que vous croiriez votre cauſe perdue, ſi vous ne le rangiez de votre parti.

Cependant, à votre avis, l'autorité de Pline doit être rejettée, parcequ'il a cru à des pluyes de ſang, de lait, &c.

Celle de Cardan n'eſt pas plus admiſſible, parceque cet Auteur a donné une âme & du ſentiment aux plantes, & qu'il les a rangées dans le régne animal.

Sekenckius ne mérite pas plus de confiance, parcequ'il dit avoir vû un hermaphrodite, &c.

Nous demandons à nos Lecteurs, Monſieur, ſi les ſignes auxquels Hippocrate veut qu'on connoiſſe ſi une femme peut concevoir, où si elle a conçu, si la place qu'il donne aux mâles & aux femelles dans la matrice, & autres contes de cette espece, ne méritent pas d'être mis en parallele avec les reveries des trois Auteurs cités ? Vous ne pouvez rejetter leur autorité, sans nous autoriser à faire le même cas de celle d'Hippocrate.

Enfin, vous ne voulez pas admettre le témoignage des quinze Auteurs respectables, parmi lesquels sont comprises les Facultées de Giessen & Leipsick, que nous ne regardons pas, ne vous en déplaise, comme des Auteurs particuliers, mais comme deux Sociétés de grands Hommes, très respectables & très en état de prononcer dans la question presente, & dont l'autorité est d'un très grand poids.

Ces Auteurs n'ont aucune maniere de penser qui leur fût propre, & n'ont pris parti pour les grossesses prolongées, que par déférence pour leurs Prédécesseurs.

Voilà qui est assez bien imaginé, pour mettre de côté quinze autorités pressantes. Mais, vous-même, Monsieur, vous n'avez parlé que d'après Hippocrate & Tardin, renouvellé des Grecs ; vous n'avez aucune maniere de penser ni d'écrire qui vous soit propre. Votre opinion est donc un *Phantôme*, un ſimulacre de celle de ces Auteurs.

Vous ne manquerez pas de répondre, que vous pouvez vous être appuyé ſur l'autorité des autres, mais que vous n'adhérez à une opinion étrangere, que parceque vos connoiſſances perſonnelles vous ont fait (en vous y prenant à deux fois), entrevoir la vérité. Il doit en être de même de ceux dont vous paroiſſez faire ſi peu de cas. Ces Auteurs pouvoient bien n'avoir jamais vu d'Accouchemens tardifs, mais d'autres en rapportoient des exemples; leurs lumieres ne leur laiſſant appercevoir aucune repugnance de ces faits, ils les admettoient d'après leurs propres jugemens. Pourquoi rejetteroit-on leurs autorités?

En voilà aſſez pour le preſent ſur cette matiere. Concluons.

De votre avis & de celui de M. Louis, de toutes les citations que vous avez entaſſées, voilà ce qui doit réſulter dans l'eſprit des perſonnes ſenſées, & qui ne prennent aucun intérêt à la cauſe. C'eſt que vous variez l'un & l'autre dans le ſyſtême que vous voulez établir, & qu'on ne peut ſe fonder ſur votre opinion ni ſur la ſienne : c'eſt que dans tous les tems, les Médecins n'ont point pris de parti déterminé, & qu'ils ont conclu differemment, ſelon leurs lumieres & leur expérience : c'eſt qu'il n'y a rien de décidé ſur le terme de l'Accouchement ; que ce terme a été regardé comme variable ; enfin, que les longues groſſeſſes ſont poſſibles & très poſſibles. Or, dès que leur poſſibilité eſt prouvée, le Public honnête & déſintéreſſé doit néceſſairement croire leur exiſtence. Telle eſt la marche de la raiſon humaine. Mille Auteurs me citent un fait : j'en demande la poſſibilité aux Phyſiciens ; ils l'atteſtent même par leurs diſputes, & le fait m'eſt, par-là, atteſté.

Que pretendez-vous par l'eſpece de déſavœu que vous attribuez à M. Bourdelin ? Vous lui faites dire qu'il *n'a jamais eu deſſein d'atteſter autre choſe que la poſſibilité des longues groſſeſſes*. Eſt-ce qu'on demandoit autre choſe à ce célebre Médecin, lorſqu'ayant entendu l'hiſtoire des groſſeſſes de la Femme du Libraire de Wolsfenbultel, celle de Madame Reffatin, ſur leſquelles M. Petit appuya, en pleine Aſſemblée, lors de la Conſultation, il dit » Que ces ſeuls exemples, » quand il n'y en auroit pas d'autres, & la » connoiſſance perſonnelle de cette poſ-

» ſibilité, étoient bien ſuffiſants pour le
» perſuader de la *poſſibilité & réalité des*
» *naiſſances tardives* ? « Mais je ſuppoſe
qu'il y ait dans la conſultation des choſes
qu'il n'a pas lues, qu'il ne croie pas la réalité d'une longue groſſeſſe *démontrée*, qu'eſt-ce que cela fait à la queſtion preſente ? Eſt-il moins vrai qu'il croit la poſſibilité des longues groſſeſſes ? Eſt-il moins vrai qu'il eſt contre l'avis de M. Louis qui n'y croit pas ? Je n'oſe dire contre le vôtre ; car on ne voit pas trop ce que vous croyez. Les Juges ont-ils demandé dans l'affaire preſente, ſi tel fait, en particulier, eſt demontré ? Cela ſeroit abſurde ; car les Medecins n'ont point procedé ſur la conception de Renée : mais les Magiſtrats voient une Femme honnête & reſpectable accoucher à onze mois, & ils demandent aux gens de l'Art ſi le fait eſt poſſible ; & d'après cette poſſibilité, ils décident la legitimité.

J'obſerverai, à cette occaſion, que vous êtes preſque toujours ſorti de vos propres limites, & que vous jouez le perſonnage d'accuſateur, lorſqu'il n'eſt queſtion que d'établir la poſſibilité d'un fait quelconque. Vous faites le Juriſconſulte, & votre déciſion eſt toujours contre Renée en particulier. On vous demande, Monſieur, ſi une Femme peut Accoucher à onze mois, ou ſi la phyſique s'oppoſe à la longue groſſeſſe de Renée? Vous devez, par des conſidérations générales, prouver le pour ou le contre; & il y a plus que de l'imprudence à ſoutenir toutes vos concluſions ſur Renée, & à vous acharner à attaquer, dans chaque page, la réputation d'une femme vertueuſe.

Les Lecteurs ſe feront apperçus, Monſieur, que je n'ai fait que parcourir rapidement votre extrait d'Aſſertions, & que j'ai jetté, à meſure, quelques Obſervations ſur le papier. Ma réponſe n'a ni l'ordre, ni l'étendue, ni la méthode que je pouvois lui donner. Elle ſuffira pour ſuſpendre, au moins, la déciſion du Public, en attendant la replique de MM. Bertin & Petit.

Je me ſuis placé dans le cas des Troupes Legeres, miſes en avant pour amuſer l'ennemi, en attendant le corps d'armée. Si ces habiles Medecins n'avoient pas le projet de vous répondre, j'aurois raſſemblé toutes mes forces, & j'aurois lutté plus ſérieuſement avec vous. Je ne crois pas l'entrepriſe fort difficile; car,

Dans

Dans votre Mémoire, il y a, 1°. des injures qui ne font rien à l'affaire.

2°. Des citations de peu d'Auteurs qui fixent l'Accouchement à neuf mois, & qui tous ont été confondus par M. Bertin, par M. Petit, par M. Bouvart lui-même, & par moi.

3°. Des citations d'Auteurs qui admettent le part à dix mois quelques jours, qui sont, par-là, contraires à M. Louis; qui prouvent qu'il n'y a point de terme invariable pour l'Accouchement, & qu'il peut être prolongé au-delà des bornes ordinaires.

4°. Des citations d'Auteurs neutres, & qui, comme neutres, doivent être écartés, & n'ont servi qu'à étendre une dissertation qui seroit bien courte, si on n'en laissoit que ce qui appartient à l'Auteur.

5°. Des citations d'Auteurs qui admettent les grossesses de onze mois & plus, & qui viennent à l'appui de mon systême.

6°. Des éloges d'Hippocrate, qui ne mérite pas plus de foi que les autres pour ce qui concerne les Accouchemens; & une explication obscure d'un passage obscur de cet Auteur.

7°. Une théorie fausse & contraire à toutes les observations.

8°. Une consultation de Tardin, indiquée par M. Mercier de Sainte Genevieve, & qu'on a eu la maladresse de citer, après avoir copié exactement l'explication que ce Médecin donne du texte d'Hippocrate, & les autres observations qu'il ajoute.

9°. Enfin, Sunt verba & voces, prætereaque nihil.

Fautes à corriger.

Pag. 11, *lign.* 1, au lieu de que vous n'avez pas, *lis.* que vous n'ayez pas.

Pag. 12, *lig.* 2 & 4, au lieu de Waguer, *lisez* Wagner.

Pag. 18, *lig.* 9, au lieu 7 mois ne, soit pas viable, *lisez* 7 mois, ne soit pas viable.

Même page, *lig.* 20, au lieu de Gellois, *lisez* Gellius.

Pag. 32, *lig.* 6, au lieu de demeure à Arles, *lis.* à Aix.

Même page, *lig.* 7, au lieu de & non à Aix, *lisez* & non à Arles.

Pag. 39, *lig.* 25, au lieu de clairemet, *lisez* clairement.

Pag. 47, *lig.* 16, au lieu de procédé sur la conception, *lisez* présidé à la conception.

www.ingramcontent.com/pod-product-compliance
Ingram Content Group UK Ltd.
Pitfield, Milton Keynes, MK11 3LW, UK
UKHW020443180726
13839UKWH00004B/1594

9 782329 463254